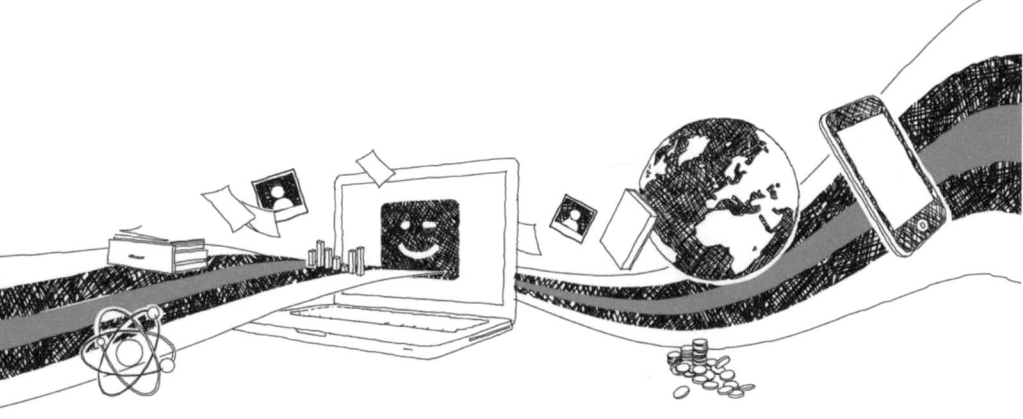
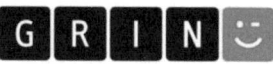

Einfluss von Kopfumfang und Geschlecht auf das Gewicht eines Gehirns

Manuel Witt

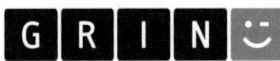

Bibliografische Information der Deutschen Nationalbibliothek:

Die Deutsche Nationalbibliothek verzeichnet diese Publikation in der Deutschen Nationalbibliografie; detaillierte bibliografische Daten sind im Internet über http://dnb.d-nb.de abrufbar.

ISBN: 9783346442819
Dieses Buch ist auch als E-Book erhältlich.

Druck und Bindung: Books on Demand GmbH, Norderstedt Germany
Gedruckt auf säurefreiem Papier aus verantwortungsvollen Quellen

Das vorliegende Werk wurde sorgfältig erarbeitet. Dennoch übernehmen Autoren und Verlag für die Richtigkeit von Angaben, Hinweisen, Links und Ratschlägen sowie eventuelle Druckfehler keine Haftung.

Das Buch bei GRIN: https://www.grin.com/document/1034718

FOM Hochschule für Ökonomie & Management Essen

Hochschulzentrum Hannover

Berufsbegleitender Studiengang zum Bachelor of Business Administration

IV. Semester

Seminararbeit in Wissenschaftliche Methoden – quantitative Datenanalyse

(Einfluss von Kopfumfang und Geschlecht auf das Gewicht eines Gehirns)

Autor: Manuel Witt

Abgabedatum: 28.02.2021

Wörteranzahl: 2155 Wörter

ohne Verzeichnisse, ohne Anhang, ohne
Deckblatt, ohne Literaturverzeichnis

Inhaltsverzeichnis

Abbildungsverzeichnis

Abkürzungsverzeichnis

Forschungsfrage	FF
Grundgesamtheit	GG
abhängige Variable	AV
unabhängige Variable	UV
Forschungshypothese	FH
Null-Hypothese	H0
Alternativ-Hypothese	H1
Kleinst-Quadrat-Methode	KQM
Kopfumfang	X1
Geschlecht	X2
Gewicht Gehirn	Y
unbekannte Einflussfaktoren	ε
Regressionskoeffizient „Kopfumfang"	$\beta 1$
Regressionskoeffizient „Geschlecht"	$\beta 2$

1   Einführung in die Thematik

Das Gehirn eines Menschen ist eines der wichtigsten Organe. Es ist für die Steuerung sämtlicher lebensnotweniger Körperfunktionen verantwortlich und ermöglicht das Denken und Erinnern. Des Weiteren hat das Gehirn durch das emotionale Erleben einen großen Einfluss auf das Leben eines Menschen. In der Regel hat das Gehirn ein durchschnittliches Gewicht von 1,5 Kilogramm und ist vorrangig von der Körpergröße eines Menschen und dessen Geschlecht abhängig.[1]

Im Laufe der Evolution ist das Gehirn des Menschen im Vergleich zu anderen Wirbeltieren sprunghaft gewachsen. Ein evolutionsgeschichtlicher Zusammenhang von Gehirngröße und Intelligenz wird in der Forschung grundsätzlich angezweifelt und eher als genetischen Unfall angesehen.[2]

Die Kombination von Hirngröße, Cortexgröße, Zahl der Nervenzellen und Synapsen bestimmt das, was man Intelligenz nennt. Intelligenz ist die Fähigkeit neue Probleme kognitiver oder motorischer Art in angemessen kurzer Zeit zu lösen. Hier von lässt sich also ableiten, dass die Größe eines Gehirns eine Auswirkung auf die Intelligenz hat.[3]

Gibt es jedoch weitere Faktoren eines Menschen, die auf das Gewichts eines Gehirns schließen lassen? Dieser Frage ging die Universität Gladstone mit der Sammlung an Daten von 237 erwachsenen Menschen nach.

Anhand dessen kann geprüft werden, ob es einen Zusammenhang zwischen dem Kopfumfang sowie Geschlecht und dem Gewicht eins Gehirns gibt. Daraus folgend soll zu der Thematik folgende Forschungsfrage (FF) beantwortet werden.

Hat der Umfang eines Kopfes sowie das Geschlecht einen Einfluss auf das Gewicht eines Gehirns?

Für die FF wurde der Datensatz „brainhead" gewählt, welche in einer Studie 1905 an der Universität Gladstone, USA gesammelt wurden. Zur Beantwortung der FF wurden die Daten anhand einer linearen Regression untersucht und Im Zuge dessen die Daten auf

---

[1] https://www.leading-medicine-guide.de/anatomie/gehirn, Zugriff am 20.01.2021
[2] https://www.pharmazeutische-zeitung.de/inhalt-48-1998/medizin1-48-1998/, Zugriff 20.01.2021
[3] https://www.pharmazeutische-zeitung.de/inhalt-48-1998/medizin1-48-1998/, Zugriff 20.01.2021

potentielle Ausreißer untersucht und eliminiert. Schließlich wird der Einfluss der Variable „Kopfumfang" mit der Kovariable „Geschlecht" auf die Variable „Hirngewicht" diskutiert und bewertet. Abschließend lassen sich weitere empirische Fragestellungen für neue statistische Analysen ableiten.

2 Quantitative Datenanalyse

Nachdem im Kapitel Eins die Thematik im Hinblick auf die gestellte Forschungsfrage dargestellt wurde, folgt im nächsten Schritt die Erläuterung des Datensatzes mit anschließender Beschreibung und Umsetzung der gewählten statistischen Vorgehensweise.

2.1 Erläuterung des Datensatzes

Der gewählte Datensatz „brainhaead" beinhaltet Daten von 237 Erwachsenen (n = 237) und 4 Variablen. Aufgrund der zu analysierenden Forschungsfrage wird das Gewicht eines Gehirns in Gramm („brain.weight"), der Umfang des Kopfes in cm^3 („head.size"), sowie das Geschlecht („gender") der Studienteilnehmer verwendet. Da das Alter im Datensatz lediglich in zwei Altersgruppen enthalten, stellt im Hinblick auf die Forschungsfrage die Variable Altersgruppe(„age") keine Relevanz dar und wird weiterführend vernachlässigt. Innerhalb der drei relevanten und genannten Variablen wird angenommen, dass eine Variable als unabhängige Variable (AV) klassifiziert wird und deren Ergebnisse von den unabhängigen Variablen (UV) beeinflusst werden.[4] Das Gewicht des Gehirns stellt diesbezüglich die AV dar. Die zugehörigen Daten wurden logarithmiert („brain.weight" = „logbrain") woraus sich aus der ursprünglichen Verhältnisskalierung eine Intervallskalierung ohne absoluten Nullpunkt ergibt. Eine auf diese Variable Einfluss nehmende UV bildet der Kopfumfang. Diese wird ebenfalls logarithmiert („head.size" = „loghead"), und somit intervallskaliert dargestellt. Die AV und die erste UV lassen sich als metrische Variablen bezeichnen. Die zweite, einflussnehmende UV ist das Geschlecht. In den zugehörigen Daten gibt es ausschließlich die Ausprägungen „männlich" oder „weiblich", wodurch diese normalskaliert ist. Dies begründet sich dadurch, dass bei

---

[4] Vgl. Hatzinger, H., Statistik, 2014, S. 44.

einer Nominalskalierung die möglichen Ausprägungen lediglich durch eine Aufschlüsselung der Untersuchungsobjekte in Kategorien vorgenommen wird.[5] Die Daten der Variable liegen bereits Dummy-codiert vor (1 = männlich, 2 = weiblich), so dass diese für die lineare Regression nicht weiter angepasst werden mussten.

2.2 Statistische Vorgehensweise und Voraussetzung

In der formulierten FF handelt es sich um eine Zusammenhangshypothese. Diese definiert sich dadurch, dass ein Zusammenhang zwischen mindestens zwei Variablen untersucht wird, die mit einer „je – desto" Verknüpfung interagieren.[6] In diesem Fall fließen drei Variablen in die FF ein. Zur Analyse der vorliegenden FF wird die Methode der linearen Regression verwendet. Zur Umsetzung dieser werden die metrische UV („head.size" = X_1) zusammen mit den binären UV („gender" = X_2) genutzt, um ihre einflussnehmende Wirkung auf die metrische AV (brain.weight = Y) zu analysieren.

Daraus leitet sich folgende Regressionsgleichung ab:

$$Y = \beta_0 + \beta_1 {}^* x_1 + \beta_2 {}^* x_2 + \varepsilon$$

Für die multiple Regression muss eine sinnvolle Skalierung der beteiligten Variablen vorliegen. Für die AV wird von einer Intervallskalierung ausgegangen. Die Prädikatoren sollten ebenfalls Intervallskaliert vorliegen. Bei einer Normalskalierung sollten diese geeignet kodiert sein. Dieses ist bei den zur Verfügung stehenden Daten bereits vorhanden. Weiterhin müssen die Prädikatoren fehlerfrei gemessen sein. Auch hier gilt die Annahme der Erfüllung.[7]

Darüber hinaus müssen weitere Voraussetzung erfüllt sein, um eine zuverlässige Interpretation der Regressionsanalyse zu gewährleisten:

- Normalverteilung, die mit Hilfe des Shapiro-Wilk Test geprüft wird. [8]
- Es muss ein linearer Zusammenhang zwischen der AV und der UV vorhanden sein. Dieses lässt sich Anhand des RESET Test überprüfen. [9]

---

[5] Vgl. Kosfeld, R., Eckey, H. F., Türck, m., Statistik, 2016 S.6.
[6] Vgl. Stahel, W., Datenanalyse, 1995, S 267.
[7] Vgl. Wentura D., Pospeschill, M., Variablen, 2015, S.48 ff.
[8] Vgl. Wentura D., Pospeschill, M., Variablen, 2015, S.48 ff.
[9] Vgl. Gehrke, M., Statistik, 2019, S. 348.

- Es muss Homoskedastizität, eine homogene Streuung der Rividuen vorliegen. Hierfür wird der Breusch-Pagan-Test angewendet.[10]
- Die Residuen dürfen nicht miteinander korrelieren und müssen unabhängig voneinander sein. Diese Prüfung wird anhand des Durbin-Watson-Test geprüft.[11]

2.3 Analyse

Zu Beginn der Analyse werden die Null- und die Alternativ-Hypothesen der Forschungshypothese definiert. Erst dadurch können genaue Aussagen über die Ergebnisse der multiplen linearen Regressionsanalyse getroffen werden. Anhand der FH lassen sich folgende Null-Hypothesen (H0 = 0) und Alternativ-Hypothese (H1 $\neq$ 0) aufstellen.

$H0_1: \beta_1 = 0$ $\qquad$ $H0_2: \beta_2 = 0$ $\qquad$ $H0_3: \beta_3 = 0$

$sH1_1: \beta_1 \neq 0$ $\qquad$ $sH1_2: \beta_2 \neq 0$ $\qquad$ $sH1_3: \beta_3 \neq 0$

Betrachtet man das Streudiagramm (s. Anhang Abb. 2) lässt sich vermuten, dass in den vorliegenden Daten Ausreißer vereinzelter Residuen existieren.

Abbildung 1: Streudiagramm, unbereinigte Daten (eigene Quelle)

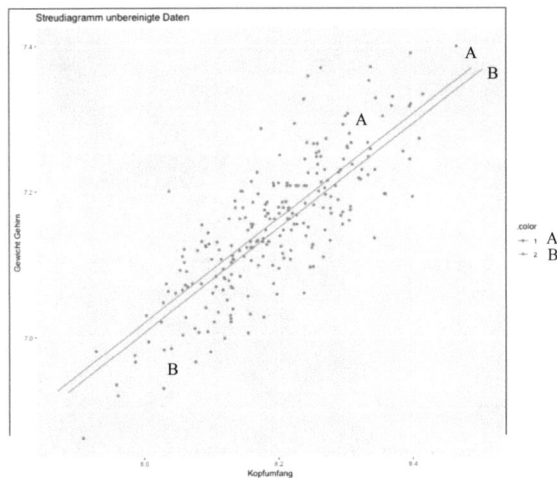

Quelle: eigene Berechnung in R

---

[10] Vgl. Gehrke, M., Statistik, 2019, S 31.
[11] Vgl. Komlos, J., u.a. Ökonometrie, 2010, S 68f.

Bei der Betrachtung der Box Plots (Abbildung 2 und Abbildung 3), kann man feststellen, dass eine kleine Anzahl an Ausreißern in dem Datensatz vorhanden ist.

Abbildung 2: Boxplot logbrain

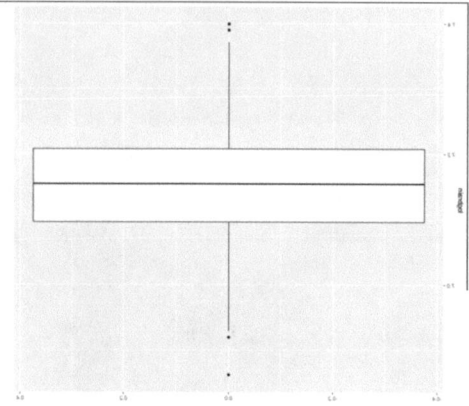

Quelle: eigene Berechnung in R

Abbildung 3: Boxplot loghead (eigene Quelle)

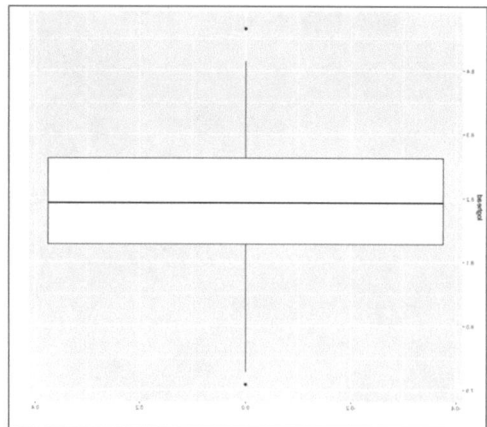

Quelle: eigene Berechnung in R

Mit Hilfe der Quartile Q1 und Q3 der logarithmierten Daten wurde im Originaldatensatz der Interquartilsabstand berechnet. Dieser definiert die Differenz zwischen dem oberen und dem unteren Quartil. Mit Hilfe der 1,5IQR Regel, in der der IQA mit 1,5 multipliziert wird, wird die obere und untere Grenze festgelegt. Die darüber hinaus liegenden Daten wurden als Ausreißer definiert und im Datensatz eliminiert.

Abbildung 4: Ermittlung der Ausreißer

Grenzen	Quantil loghead	Quantil logbrain
Q1	8,12829	7,09589
Q3	8,26256	7,20786
IQA	0,13427	0,11197
1,5IQA	0,20140	0,16795
O_Grenze	8,46396	7,37581
U_Grenze	7,92689	6,92794

Quelle: eigene Berechnung in Excel

Im weiteren Verlauf wird nun das Regressionsmodell im Hinblick auf die Forschungs-frage bewertet. Hierzu wird das Verfahren der Kleinsten-Quadrate-Methode (KQM) an-gewandt, bei der das arithmetische Mittel die Berechnungsgrundlage darstellt.[12]

Abbildung 5: Regressionsanalyse KQM von Ausreißern bereinigt

```
Call:
lm(formula = logbrain ~ loghead + gender, data = HBclean)

Residuals:
      Min        1Q    Median        3Q       Max
-0.128525 -0.035183  0.001617  0.038163  0.165321

Coefficients:
             Estimate Std. Error t value Pr(>|t|)
(Intercept)  1.557067   0.360174   4.323 2.29e-05 ***
loghead      0.683718   0.043729  15.635  < 2e-16 ***
gender2     -0.014498   0.008442  -1.717   0.0873 .
---
Signif. codes:  0 '***' 0.001 '**' 0.01 '*' 0.05 '.' 0.1 ' ' 1

Residual standard error: 0.05502 on 230 degrees of freedom
Multiple R-squared:  0.6167,    Adjusted R-squared:  0.6133
F-statistic:   185 on 2 and 230 DF,  p-value: < 2.2e-16
```

Quelle: eigene Berechnung in R

---

[12] Vgl. Fahrmeir, L., Künstler, R., Pigeot. I., Tutz, G., Datenanalyse, 2007, S. 480

Anhand der Abbildung 6 kann nun die folgende Regressionsgleichung formuliert werden.

Logbrain = 1,557067 + 0,683718*loghead – 0,014498*gender + ε

Weiterführend wird nun im ersten Schritt der p-Wert (Abbildung 5) analysiert. Der sogenannte p-Wert gibt hierbei an, ob die Daten signifikant für oder gegen die Nullhypothese (H0) sprechen. Diesbezüglich bildet das Signifikanzniveau die Grenze. Das Signifikanzniveau wurde in dieser Forschungsfrage α (= 5%) festgelegt, was einer gängigen Regel entspricht. Sollte der p-Wert daher nicht kleiner als 5% sein, lehnt man H0 nicht ab. Als statistisch signifikant werden P-Werte kleiner als 5 Prozent bezeichnet.[13]

In der untersuchte Forschungsfrage weist $H0_1$ ($\beta1=0$) einen p-Wert < 5% auf und lässt damit eine Annahme von $H1_1$ ($\beta1\neq0$) zu.

Im folgenden Schritt wird die Güte des Regressionsmodells beurteilt. Hierfür wird der R^2-Wert (Abbildung 5) herangezogen. Der R^2-Wert wird auch als Bestimmtheitsmaß bezeichnet, was als Maßstab für die Güte der Modellanpassung gilt. Es nimmt Werte zwischen 0 und 1 ein, wobei bei 0 die erklärte Streuung gleich null ist und das Modell somit denkbar schlecht ist. Der andere Extremwert 1 erklärt, dass die gesamte Streuung durch die Regression erklärt wird und somit das Modell eine perfekte Anpassung an die Daten liefert.[14]

Das Ergebnis der linearen Regression gibt ein R^2-Wert von 0,6167 wieder. Da hier noch ein Zufallsrauschen inkludiert ist, wird der adjusted R^2-Wert verwendet, um das Ergebnis abzüglich des Zufallsrauschen wiederzugeben. Dieser Wert ist mit 0,6133 angegeben und bedeutet, dass 61,33% der gesamten Streuung durch die Variablen „loghead" und „gender" erklärt wird. Dies bedeutet, dass sich die Einflüsse der UV´s auf die AV anhand des Regressionsmodells nur bedingt erklären lässt und es weitere Einflussfaktoren für das Gewicht eines Gehirns geben muss.

Das prognostizierte logarithmierte Gewicht des Gehirns beträgt 1,557067. Mit jeder zusätzlichen Einheit des logarithmierten Kopfumfanges steigt das logarithmierte Gewicht

---

[13] Vgl. Auer, B., Rottmann, H., Ökonometrie, 2010, S.493 ff.
[14] Vgl. Fahrmeir, L., Künstler, R., Pigoet. I., Tutz, G., Datenanalyse, 2007, S. 159 f.

des Gehirns um +0,683718 und reduziert sich bei dem Geschlecht 2 = Frauen um - 0,01498.

Abschließend werden im letzten Schritt, auf Basis der Nachtests, die Prämissen für die Zuverlässigkeit der gesammelten Ergebnisse geprüft. Im Gegensatz zu den Hypothesen der Regressionsanalyse wird bei den Nachtest versucht die H0 nicht abzulehnen.[15]

2.4 Breusch-Pagan-Test

Mit Hilfe des Breusch-Pagan-Test wird getestet, ob innerhalb der Residuen eine Homoskedastizität vorliegt, es wird somit eruiert, ob die Residuen gleich streuen.[16]

- **H0:** Die Residuen streuen homoskedastisch
- **H1:** Die Residuen streuen heteroskedastisch.

Abbildung 6: Breusch-Pagan Test

```
        studentized Breusch-Pagan test

data:  brainmulti2
BP = 0.81642, df = 2, p-value = 0.6648
```

Quelle: eigene Berechnung in R

Der p-Wert beträgt 0,6648 (Abbildung 6), was erkennen lässt, das H0 deutlich über >5% ist und damit H0 nicht verworfen wird. Es liegt folglich eine homogene Streuung der Residuen vor.

2.5 Durbin-Watson-Test

Mithilfe des Durbin-Watson-Test wird eine mögliche Autokorrelation der Residuen geprüft.[17]

- **H0:** Die Residuen sind unkorreliert.
- **H1:** Die Residuen sind korreliert.

---

[15] Vgl. Gehrke, M., Statistik, 2019, S. 80.
[16] Vgl. Hackl, P., Einführung, 2013, S. 194.
[17] Vgl. Auer, B., Rottmann, H., Ökonometrie, 2010, S. 543.

Abbildung 7: Durbin-Watson Test

```
              Durbin-Watson test

data:  brainmulti2
DW = 1.1239, p-value = 6.892e-12
alternative hypothesis: true autocorrelation is greater than 0
```

Quelle: eigene Berechnung in R

Da hier der p-Wert < 5 % beträgt, kann H0 (Die Residuen sind unkorreliert) abgelehnt werden, womit H1 angenommen und von einer Autokorrelation der Residuen ausgegangen wird.

2.6   Shapiro-Wilk-Test

Um die Verlässlichkeit der Ergebnisse dieses Regressionsmodells zu prüfen, wird mit Hilfe des Shapiro-Wilk-Test die Normalverteilung der Residuen geprüft.[18]

- **H0:** Die Residuen stammen aus einer normalverteilten Grundgesamtheit
- **H1:** Die Residuen stammen nicht aus einer normalverteilten Grundgesamtheit.

Abbildung 8: Shapiro-Wilk Test

```
          Shapiro-Wilk normality test

data:   rstandard(brainmulti2)
W = 0.98811, p-value = 0.05078
```

Quelle: eigene Berechnung in R

Der p-Wert beträgt 0,05078. Dies entspricht eine marginale Überschreitung der Grenze des Signifikanznivaus von 5 %. Somit wird die H0, dass die Residuen aus einer normalverteilten Grundgesamtheit stammen, nicht verworfen [19]

---

[18] Vgl. Sauer, S., Nachtest, 2019, S. 285.
[19] Vgl. Hatzinger. R. et al,. Statistik, 2014, S. 370 - 371

2.7 RESET-Test

Beim sogenannten RESET-Test wird ein eventuell vorhandener linearer Zusammenhang der UV und AV geprüft.[20]

- **H0:** zwischen AV und UV besteht ein linearer Zusammenhang.
- **H1:** hingegen steht für keinen Zusammenhang der Variablen.

Abbildung 9: RESET Test

```
        RESET test

data:  brainmulti2
RESET = 0.65148, df1 = 2, df2 = 228, p-value = 0.5222
```

Quelle: eigene Berechnung in R

Der p-Wert beträgt 0,5222 und damit > 5 %. Somit besteht ein linearer Zusammenhang der Variablen. Die H0 wird folglich nicht verworfen.

3 Schlussteil

Im letzten Teil werden die erarbeiteten Ergebnisse zusammengefasst, bewertet sowie ein allgemeingültiges Fazit abgeleitet.

3.1 Bewertung der Ergebnisse

Die durchgeführte Regressionsanalyse zeigt auf, dass der Kopfumfang und das Geschlecht, wenn auch nur bedingt, einen Einfluss auf das Gewicht eines menschlichen Gehirns haben. Daraus resultierend wurde die Nullhypothese auf Grund des geringen p-Wertes abgelehnt und die Forschungshypothese bestätigt. Vor allem der Kopfumfang ist der einflussreichste Prädiktor. Da ein größerer Kopfumfang aus logischer Betrachtung heraus bereit auf ein schwereres Gewicht des Gehirns schließen lässt, ist diese Untersuchung naheliegend.

---

[20] Vgl. Stoetzer, M.-W., Regressionsanalyse, 2017, S. 184.

Die angenommen Nullhypothesen der Nachtests lassen auf ein aussagekräftiges Ergebnis schließen. Die abgelehnte H0 des Shapiro-Wilk-Test zeigt auf, dass Indizien für eine Autokorrelation der Residuen vorliegen.

Weiterführend könnte das Alter eine weitere Variable sein, die einen deutlichen Einfluss auf das Gewicht des Gehirns hat. Da jedoch das Alter im Datensatz lediglich in 2 Gruppen vorlag, wurde diese in der Berechnung der multiplen linearen Regression ignoriert.

3.2   Fazit

Die durchgeführte Analyse zeigt, dass weitaus mehr als 2 Faktoren auf das Gewicht eines Gehirns Einfluss nehmen. Die Ergebnisse der empirischen Prüfung waren dennoch sehr aufschlussreich und zufriedenstellend.

Das Geschlecht und der Kopfumfang bilden sicherlich einen wichtigen Einfluss, was die dargestellten Theorien durchaus bestätigen. Die Untersuchung hat aufgezeigt, das mit zunehmenden Kopfumfang das Gewicht eines Gehirns steigt, jedoch bei weiblichen Personen die Zunahme niedriger ausfällt als bei männlichen Personen. Anhand des Modells kann jedoch nur zu 63% der gesamten Streuung durch die UV erklärt werden. Da der menschliche Körper und da die Entwicklung des menschlichen Körpers seit Kindheit an durch unendlich viele Einflüsse geprägt werden, wird es beim Kopfumfang daher sicherlich auch weitere, noch nicht bekannte Faktoren geben, die diesen beeinflussen. Aufbauend wäre eine Untersuchung mit dem Alter sowie auch den Intelligenzquotienten ein interessanter Ansatz für eine weiterführende detaillierte Forschung. Dieses könnten in einer weiteren vollumfänglichen Untersuchung, einschließlich einer differenzierteren Altersunterscheidung und in Form einer multiplen linearen Regression geprüft werden.

Literaturverzeichnis

Auer, Benjamin, Rottmann, Horst (Ökonometrie, 2010): Statistik und Ökonometrie für Wirtschaftswissenschaftler Eine anwendungsorientierte Einführung, Wiesbaden: Gabler, 2010

Fahrmeir, Ludwig, Künstler, Rita, Pigeot, Iris, Tutz, Gerhard (Datenanalyse, 2007): Statistik Der Weg zur Datenanalyse, 6. Aufl., Berlin, Heidelberg: Springer- Verlag, 2007

Gehrke, Matthias, (Statistik, 2019): Angewandte empirische Methoden in Finance & Accounting, München: De Gruyter Oldenbourg, 2019

Hackl, Peter (Einführung, 2013): Einführung in die Ökonometrie, 2. Aufl., München: Pearson Deutschland GmbH, 2013

Hatzinger, Reinhold, Hornik, Kurt, Nagel, Herbert (Statistik, 2014): Einführung durch angewandte Statistik, Hallbergmoos: Pearson Studium Verlag, 2014

Komlos, John, Süssmuth, Bernd (Ökonometrie, 2010): Empirische Ökonomie, Wiesbaden: Springer Gabler Verlag, 2010

Kosfeld, Reinhold, Eckey, Hans Friedrich, Türck, Matthias (Statistik, 2016): Deskriptive Statistik, Wiesbaden: Springer Gabler Verlag, 2016

Sauer, Sebastian (Nachtest, 2019): Moderne Datenanalyse mit R, Wiesbaden: Springer Gabler Verlag, 2019

Stoetzer, Matthias-W. (Regressionsanalyse, 2017): Regressionsanalyse in der empirischen Wirtschafts- und Sozialforschung Band 1 Eine nichtmathematische Einführung mit SPSS und Stata, Berlin: Springer-Verlag GmbH Deutschland, 2017

Stahel, Werner (Datenanalyse, 1995): Statistische Datenanalyse. Braunschweig: Vieweg Verlag, 1995

Wentura, Dirk, Pospeschill, Markus (Variablen, 2015): Multivariate Datenanalyse, Wiesbaden: Springer Gabler Verlag, 2015

Internetquellen

Autor unbekannt (Gehirn, 2020): Das menschliche Gehirn - Aufbau, Funktion, Erkrankungen, <https://www.leading-medicine-guide.de/anatomie/gehirn.html> [Zugriff 2020-01-20]

Stephanie Czajka (Medizin, 1998): Ein Kopf macht noch lange nicht schlau, <https://www.pharmazeutische-zeitung.de/inhalt-48-1998/medizin1-48-1998.html> [Zugriff 2020-01-21]